BEI GRIN MACHT SICH IHR WISSEN BEZAHLT

AF136276

- Wir veröffentlichen Ihre Hausarbeit, Bachelor- und Masterarbeit

- Ihr eigenes eBook und Buch - weltweit in allen wichtigen Shops

- Verdienen Sie an jedem Verkauf

Jetzt bei www.GRIN.com hochladen und kostenlos publizieren

GRIN

Der Umgang mit kulturellen, sozialen und emotionalen Einflüssen auf das Ernährungsverhalten in der Beratung

Marcel Melchers

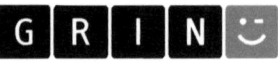

Bibliografische Information der Deutschen Nationalbibliothek:

Die Deutsche Nationalbibliothek verzeichnet diese Publikation in der Deutschen Nationalbibliografie; detaillierte bibliografische Daten sind im Internet über http://dnb.d-nb.de abrufbar.

ISBN: 9783346894182
Dieses Buch ist auch als E-Book erhältlich.

Druck und Bindung: Books on Demand GmbH, Norderstedt Germany
Gedruckt auf säurefreiem Papier aus verantwortungsvollen Quellen

Das vorliegende Werk wurde sorgfältig erarbeitet. Dennoch übernehmen Autoren und Verlag für die Richtigkeit von Angaben, Hinweisen, Links und Ratschlägen sowie eventuelle Druckfehler keine Haftung.

Das Buch bei GRIN: https://www.grin.com/document/1364852

IU Internationale Hochschule
Fernstudium

Bachelor of Science Ernährungswissenschaften

Hausarbeit

DLBEWES01- Ernährungssoziologie

Titel

Der Umgang mit kulturellen, sozialen und emotionalen Einflüssen auf das
Ernährungsverhalten in der Beratung

Vorgelegt am: *14.02.2023*

Vorgelegt von: *Marcel Melchers*

Inhaltsverzeichnis

I. Abkürzungsverzeichnis

BZfE   -   Bundeszentrum für Ernährung

ca. -   circa

DDH-M   -   Deutsche Diabetes Hilfe- Menschen mit Diabetes

DGE -   Deutsche Gesellschaft für Ernährung e.V.

DMT2 -   Diabetes mellitus Typ 2

IQWIG   Institut für Qualität und Wirtschaftlichkeit im Gesundheitswesen

II. Abbildungsverzeichnis

1 Einleitung

Hochwertige und gesunde Lebensmittel sind mittlerweile in ausreichender Menge, wenn nicht sogar im Überfluss vorhanden (Vetter, 2000). Dennoch stellt die größte Gefahr, eine ungesunde und falsche Ernährung, für die menschliche Gesundheit dar (ebd.). Ernährungsbedingte Krankheiten wie Übergewicht, Hypertonie oder auch Diabetes mellitus nehmen stetig zu, wobei das Wissen für eine gesunde Ernährung so groß ist wie nie zuvor (ebd.).

Zusätzlich zu der Entwicklung der Ernährungsgewohnheiten und dem Zusammenhang mit ernährungsbedingten Krankheiten kommt noch die Tatsache, dass in Deutschland inzwischen jede vierte Person einen Migrationshintergrund hat. Deutschland hat insgesamt 84,3 Millionen Einwohner und hatte im Jahr 2021 22,3 Millionen Einwohner mit einem Migrationshintergrund (Statistisches Bundesamt, 2023).

Ärzte und Berater stehen vor der Aufgabe diese Menschen adäquat und fachgerecht beraten zu können sowie zu behandeln. Bei der Ernährungsberatung ist es demnach wichtig, interkulturelle und transkulturelle Kompetenzen zu besitzen, damit eine erfolgreiche Beratung bei Menschen, die aus anderen Kulturen kommen möglich ist (Martin, 2017, S.21).

In dieser Arbeit sollen anhand einer Fallstudie die kulturellen, sozialen und emotionalen Einflüsse für eine Ernährungsberatung dargestellt werden.

Es werden die Werte und Normen der Patientin sowie die Familiären Strukturen berücksichtigt und mit einbezogen. Ebenso wird auf die Religiöse Gesinnung der Patientin eingegangen sowie die emotionalen Einflüsse, die durch diese ausgelöst werden. In den Ernährungsempfehlungen, die unter anderem auf Grund des diagnostizierten Diabetes mellitus Typ 2 (DMT2) erstellt werden müssen, müssen die Tradition und Kultur der Patientin Beachtung finden. Dazu wird eine passende für die Patientin empfohlene Ernährungserhebungsmethode ausgewählt und vorgestellt. Da die sozialen Strukturen eine bedeutende Rolle in der Beratung ausmachen werden ebenfalls Empfehlungen an die Familienmitglieder der Patientin ausgesprochen.

1.1 Darstellung der Situation

Die Patientin wird aufgrund eines DMT2 der von ihrem Hausarzt diagnostiziert wurde, geraten eine Ernährungsberatung aufzusuchen. Sie selbst hat nur eine ungefähre Vorstellung, was Diabetes mellitus ist. Ihr ist nicht bewusst, dass die Krankheit auch bedeutende Auswirkungen auf ihre Ernährung haben wird. Die Patientin ist Mitte 40 und ist vor 8 Jahren aus beruflichen Gründen mit ihrer gesamten Familie aus Südindien nach Berlin gezogen. Die Familie gehört der Kaste der Brahmane an. Ihr Ehemann ist ebenfalls vollzeitig berufstätig.

Im Haushalt der Patientin Lebens noch ihre 14-jährige Tochter, die sich streng vegan ernährt und sich häufig über Müdigkeit und Lustlosigkeit beklagt und ihr 17-jähriger Sohn der aufgrund von diversen YouTube-kanälen für Bodybuilding die er abonniert hat nicht mehr der traditionellen, vegetarischen Ernährungsweise der Familie folgen möchte.

Neben ihrem Ehemann und ihren beiden Kindern Leben noch ihre hochbetagten Schwiegereltern mit in ihrem Haushalt. Wobei die Schwiegermutter, die sehr traditionell eingestellt ist, das Kochen für die Familie übernimmt. Traditionelle südindische Feste werden auch weiterhin in der Familie gefeiert inklusive der Traditionellen Speisen. Am meisten sorgt sich die Patientin aber um ihre beiden Kinder, denn sie selbst fühle sich nach eigener Aussage ja gesund und bittet deshalb um Empfehlungen für ihre Kinder.

2 Die Kaste der Brahmanen

Der Begriff „Kaste" stammt aus dem Portugiesischen und bedeutet dort „casto" (rein, keusch) und diente im früheren Kolonialismus den Portugiesen als eine Abgrenzung der Gesellschaft (Skoda,2014). Die Trennung innerhalb der verschiedenen Kasten dient der rituellen Trennung von „reineren" zu „unreineren" Kasten. Denn der Kontakt mit „unreineren" gilt als kontaminierend und erfordert anschließend umfangreiche Reinigungsrituale (ebd.).

Jeder Inder wird in eine bestimmte soziale Gruppe geboren der sogenannten „Jati" (Wurzel) dies wäre z.B. der „Dhobi" (der Wäscher) oder „Gandhi" (der Parfümverkäufer) (Rios,2020). Je nach Jati gehört der Mensch dann einer bestimmten „Varna" (Farbe), also einer „Kaste" an (ebd.). Es gibt vier Hauptkasten und zu je einem Hauptkasten ist eine Farbe zugeordnet (ebd.). An der Spitze der Hierarchie stehen die Brahmanen (Priester und Gelehrte) und die Shudras bilden die unterste Kategorie in diesem Schema (Skoda,2014). Aus diesem Schema fallen die „Dalits" (unberührbaren) gänzlich heraus. Sie machen etwa 16,6% der indischen Bevölkerung aus und Leben zum größten Teil unter ärmlichen Bedingungen (ebd.).

Abbildung 1: Das indische Kastensystem

Anmerkung der Redaktion:
Diese Abbildung wurde aus urheberrechtlichen Gründen entfernt.

Quelle: übernommen aus Rios, A. (2020), Das Kastensystem in Indien. Planet-wissen.de

Das Kastensystem ist in Indien offiziell abgeschafft, aber die Realität sieht anders aus. Man wird immer noch in eine Kaste hineingeboren und ist mit den Rechten, Pflichten und bestimmten Privilegien verbunden die, die Kaste ausmacht (Mannchen,2021). Die Brahmanschichten Indiens haben sich den Vegetarismus zur Norm gemacht, denn getötetes darf nicht gegessen werden und gilt als rituell unrein (Rösel,2010). Ebenso als unrein oder als Gefahr der Verunreinigung wird der Akt der Zubereitung der Nahrung angesehen also das Kochen der Speisen (ebd.). Die Küchen sollten Fremden oder auch Gästen nicht zugänglich sein und von den Wohnräumen getrennt sein.

Das zubereiten der Speisen sollte nur von einem Gleichgestellten, idealerweise einem Höhergestellten ausgeführt werden, denn nur von ihm geht keine Verunreinigung aus (ebd.). Eine Immunisierung der Speisen also ein Schutz vor Verunreinigung stellt das Kochen mit Butterfett da, also dem höchsten Nahrungsgut des höchsten Tieres, der Kuh (ebd.). Bei religiösen Festen, auf Märkten oder vor dem Tempel können so ohne Befleckungsgefahr in Butterfett gekochte Lebensmittel wie Gebäck oder Süßigkeiten angeboten werden (ebd.). Der Alltag eines Brahmanen ist durchdrungen von religiösen Handlungen. Traditionell wird jeder Tag mit einem Morgen- und einem Abendritual begonnen und beendet (Kellers, 2008).

2.1 Kulturelle Einflüsse und die indische Ernährungsweise

Es gibt wohl keinen aussagekräftigeren Aspekt wie das Essen, um die verschiedenen Kulturen der Welt zu unterscheiden (Behm, 2015). Der Begriff Esskultur umfasst dabei alle Aspekte einer bestimmten Kultur im Bereich der Ernährung zusammen, dazu gehören z.B. die Tischsitten, die Tischdekoration aber auch die typischen speisen die diese Region ausmachen, die Religiösen Gewohnheiten bzw. Zeremonien und Rituale prägen ebenfalls die verschiedenen Esskulturen (Josten, 2020).Indien ist das zweitgrößte Bevölkerungsreichste Land der Welt mit ungefähr 1,4 Milliarden Menschen und ist durch den Hinduismus, dem Kastenwesen oder auch dem Buddhismus bekannt und ist zusätzlich mit vielen Klischees und Vorurteilen behaftet (Michael & Baumann, 2016, S.1). Assoziiert wird Indien z.B. mit weitverbreiteter Armut, Slums, Missachtung gegen Frauenrechte oder auch allgegenwärtige Korruption (ebd.). Noch vor einigen Jahrzenten konnte man die Ernährungssituation der indischen Bevölkerung weitestgehend beschreiben mit „nichts" oder „Reis" (Heidenhof, 2014, S.1). Mittlerweile ist die Ernährungssituation so breit gefächert, was auf die Modernisierung der Landwirtschaft in den 1960er Jahren zurückzuführen ist (ebd. S.1-2).

Die typische Ernährungsweise Indiens ist immer noch die vegetarische Ernährung, Fleisch spielt eine eher untergeordnete Rolle. So kocht der Norden Indiens vermehrt mit Sahne und „Ghee" (geklärte Butter), der Süden vermehrt mit Chili und Kokosmilch, der Osten bevorzugt hingegen vermehrt Fisch und Senföle und der Westen Indiens ist durch mediterrane Einflüsse behaftet (ebd. S.1-2). Als typisches essen gilt das „indische Curry" was eine Art Eintopf mit Gemüse, mit oder ohne Fleisch und dicker Soße ist was durch die verschiedenen Gewürze ihren besonderen Charakter erhält (ebd. S.2). Weitere typische indische Speisen sind:

- Chapati (Fladenbrot aus Weizen
- Butter- Naan (Butter- Teigfladen)
- Dhal (Linsengemüse)
- Tandoori Chicken (Hühnchen aus dem Tandoori Ofen) (ebd.)

Mittlerweile ist auch in Indien Übergewicht auf dem Vormarsch was durch ungünstiges Essverhalten und durch Bewegungsarmut häufig entsteht. Die Diabetes Verbreitung in Indien liegt mit 5-7% der Bevölkerung im Mittelfeld der weltweiten Rangfolge (ebd. S.2).

2.2 Der emotionale Einfluss von Nahrung

Essverhalten und Emotionen werden schon im Säuglingsalter miteinander verknüpft. Dabei werden zwei grundlegende Aspekte unterschieden. Zum einen verändern Emotionen das Essverhalten und zum anderen verändert das Essverhalten die Emotionen (Macht, 2005, S. 304). So auch bei der Patientin, sie gehört der Kaste der Brahman an und lebt ein sehr traditionell ausgerichtetes Leben Ihre Emotionen werden stark durch ihr Essverhalten gesteuert, denn dadurch das ihr Essverhalten schon früh durch die Hierarchie Kastenordnung geprägt wurde sind die Emotionen, die dadurch ausgelöst werden, tief verankert und ein abweichen dieser Gewohnheiten würde negative oder schlechte Emotionen bei ihr bewirken.

Die indische Hauptreligion, der Hinduismus oder auch von den Indern als Brahmanismus genannt, ist eine komplexe Glaubens- und Lebensform. Diese Religion wird durch die Kastenordnung sowie den sozialen vorgaben zusammengehalten (Mayer, n.d.). Ein wichtiger Teil dieser Religion ist „Ahima", was so viel bedeutet wie nicht verletzen oder Gewaltlosigkeit nicht nur in Bezug auf den Menschen, sondern es schließt alle Lebewesen mit ein (ebd.). Der Glaube an die Reinkarnation und das Karma sind ausschlaggebend für eine spirituelle Weiterentwicklung der Hindus (ebd.). Denn jede Handlung, jedes Wort und sogar jeder Gedanke kann entweder für ein positives oder für ein negatives Karma sorgen (ebd.). Das Ziel eines Hindus ist es nicht die Reinkarnation zu erlangen, sondern die Befreiung aus dem Kreislauf der Wiedergeburt zu erlangen und Fleisch zu essen oder gar zu Töten gilt somit als unvereinbar (ebd.).

Ebenso zu beachten bei der Beratung wäre der assoziative Effekt von Nahrung. Dieser verbindet Nahrungsreize, die ein Lebensmittel auslöst, positiv oder sogar negativ und verknüpft diese mit vielfältigen Vorstellungen (Macht, 2005, S. 306). Schon Nahrungswörter können positive oder negative Assoziationen auslösen und diese führen dann wiederum zu emotionalen Reaktionen (ebd.).

Somit wird vermutet das bei der Patientin durch ihre stark Traditionelle Lebenseinstellung sowie ihrer vegetarischen Ernährungsweise schon das Wort Fleisch oder der Fleischkonsum negative Assoziationen und damit verbundene negative Emotionen hervorruft. Demnach ist es sehr wichtig während der Beratung mit der Patientin diese Emotionalen Verbindungen, die mit ihrer Kultur und der Religion zusammenhängen zu berücksichtigen. Diese Faktoren haben einen großen Einfluss auf das Wohlbefinden der Patientin und geben der Patientin bei Berücksichtigung ein positives und wertschätzendes Gefühl während der Beratung.

3   Die Ernährungsberatung

Die Dauer einer Ernährungsberatung ist unterschiedlich und ist meistens von dem krankheitsverlauf sowie den individuellen Zielen der Patientin abhängig. Die Beratungsterminen werden individuell mit der Patientin vereinbart damit eine problemlose Integration in den Alltag möglich ist (Internist in Bonn, 2023). In der Regel finden 4-5 Termine statt wobei das Erstgespräch eine Zeitspanne von ca. 45-60 min umfasst. In den Folgeterminen wird sich die Dauer der Gespräche auf ca. 30-45min belaufen. Eine vollständige Ernährungsberatung erstreckt sich auf ungefähr 4-5 Monaten dadurch das die Abstände immer großer werden zwischen den Folgeterminen (ebd.).

Das allgemeine Ziel einer Ernährungsberatung bzw. Ernährungstherapie ist es die Gesundheit zu erhalten oder sogar zu verbessern und ernährungsbedingte Krankheiten wieder positiv zu beeinflussen (Institut für Qualität und Wirtschaftlichkeit im Gesundheitswesen [IQWIG], 2021). Bei der Erstberatung oder beim ersten Kennenlernen des Patienten ist es daher ein wichtiger Schritt für eine erfolgreiche Betreuung eine gute Beziehung aufzubauen (Martin, 2017, S.22). Damit eine solche Beziehung aufgebaut werden kann ist es wichtig das die Fachperson ein offenes, emphatisches und wertschätzendes Auftreten hat (ebd.). Die Fachperson sollte zusätzlich Interesse und Neugier an dem Herkunftsland bzw. der Kultur des Patienten haben, denn dies ermöglicht eine vertrauensvolle Basis (ebd.). Die Ernährungsberatung bzw. Ernährungstherapie mit Patienten die einen Migrationshintergrund besitzen birgt somit Schwierigkeiten auf den verschiedensten Ebenen für die Fachperson was aber durch das nötige Know-how und Feingefühl zu bewältigen ist (ebd.). Zusätzliche ist es bei der Behandlung bei Patienten mit Migrationshintergrund ebenso von Vorteil, wenn ein Dolmetscher anwesend ist oder der zu behandelnde Patient einen Begleiter mitbringt, der zwischen Arzt und Patient vermitteln kann (Deutsche Diabetes-Hilfe- Menschen mit Diabetes [DDH-M], 2019a).

3.1 Die Ernährungsanamnese und das offene Gespräch

Da bei der Patientin die Diagnose Diabetes mellitus Typ 2 besteht und sie die Empfehlungen einer Ernährungsberatung von Ihrem Hausarzt erhalten hat ist es noch wichtig die nötigen Dokumente sowie die Laborchemischen Untersuchungsparameter, die vom Hausarzt ermittelt wurden einzufordern mit dem Einverständnis der Patientin.

Das Erstgespräch ist für das gegenseitige Kennenlernen und zum Aufbau einer Vertrauensbeziehung wichtig. Außerdem ist es wichtig zu Beginn der Ernährungsberatung festzustellen, wie sich die Ernährung der Patientin zusammensetzt, dies kann mithilfe von Fragebögen, einem offenen Gespräch durch die Ernährungsfachkraft oder aber auch durch Computergestützte Programme ablaufen. Ein offenes zugewandtes Gespräch schafft Vertrauen, was für den Verlauf der späteren Behandlung entscheidend sein kann. Hierbei erhält die Patientin die Gelegenheit ihr Anliegen zu schildern und eventuelle Ziele auszusprechen (Groeneveld, 2015). Die Ernährungsfachkraft wird die Patientin ebenfalls über den Ablauf der Beratung und die hierbei entstehenden Kosten aufklären (ebd.). Im Anamnesegespräch ist es wichtig auf den einzelnen Patienten einzugehen und die Einzelheiten der persönlichen Lebenssituation zu klären. Hierzu übergibt die Ernährungsfachkraft der Patientin einen Fragenbogen mit Ernährungsanamnestischen Fragen (Anhang 1: Beispiel Fragebogen). Wichtige Aspekte sind unteranderem:

- Anthropometrische Daten
- Familienanamnese in Bezug auf Erkrankungen
- Sportliche Aktivität
- Bisherige Diagnostik (ebd.)

Die Auswertung der Ernährungsanamnese bzw. des Anamnesegespräches mitsamt dem Fragebogen sind die Basis und Grundlage vom weiteren Beratungsverlauf (ebd.). Die Patientin erhält nach der Auswertung individuellen auf Sie abgestimmte Empfehlungen passend auf ihre Ziele (Internisten in Bonn, 2023). Diese Ziele betreffen z.b. die Lebensmittelauswahl sowie den Einkauf dieser (ebd.). Zusätzlich werden im späteren Verlauf der Beratung die Empfehlungen bzgl. der Lebensmittelauswahl sowie dem persönlichen Ernährungsverhalten immer wieder aktualisiert und angepasst damit eine dauerhafte Anpassung und Umstellung ermöglicht werden kann (ebd.). Aufgrund dessen das die Patientin sich vegetarisch ernährt enthält ihr Speiseplan schon viele gute und wertvolle Lebensmittel. Diese können auch beibehalten werden. Die Anpassungen, die zutreffen sind werden nach der weiteren Behandlung sowie beim Folgetermin zusammen mit der Patientin besprochen. Als Wegweiser übergibt die Ernährungsfachkraft der Patientin die Broschüre der BZfE: vegetarisch Essen und Trinken mit der Ernährungspyramide (www.bzfe.de).

3.2 Diabetes mellitus Typ 2

Da die Patientin nur eine geringe Ahnung hat was DMT2 bedeutet und was dies für ihren Alltag bedeutet, bedarf es dort noch Aufklärung durch die Ernährungsfachkraft.

Diabetes mellitus, in der Alltagssprache auch als Zuckerkrankheit bekannt, ist dadurch gekennzeichnet, dass die Bauchspeicheldrüse den Körper nicht mehr mit genügend Insulin versorgen kann (DDH-M, 2019b). Somit kann bei Typ 2 Diabetikern das Produzierte Insulin durch eine Insulinresistenz nicht mehr von den Körperzellen aufgenommen werden. Die Glucose gelangt nicht mehr in die Zellen und kann nicht mehr als Energielieferant dienen (ebd.). Zudem wird DMT2 meist rund zehn Jahre zu spät diagnostiziert, weil ein dauerhaft erhöhter Blutzuckerspiegel keine Schmerzen oder auch keine einschränkenden Symptome anfangs aufweist (ebd.). Erst die Folgeerkrankungen wie z.B. ein Diabetischer Fuß oder auch eine Retinopathie werden von den Patienten ernst genommen und wecken das Bewusstsein für die Krankheit (ebd.).

Mögliche Ursachen für ein DMT2, kann eine ungesunde Ernährung, unzureichende Bewegung und natürlich Übergewicht sein. Aber auch der Länder Wechsel von Indien nach Deutschland erhöht das Risiko für DMT2, da es zu psychischen Belastungen wie Stress, Entwurzelung sowie unsicheren Arbeitsverhältnissen und Anpassungsdruck kommen kann (ebd.). Zusätzlich könnte auch ein genetisch erhöhter Aminosäurespiegel eine Rolle spielen der häufig bei Menschen aus Südasien vorliegt (ebd.).

Die Behandlung, die bei der Patientin dieser Fallstudie angewendet wird, ist eine Basistherapie. Diese beinhaltet eine Ernährungsumstellung, mehr Bewegung und eventuell eine Gewichtsreduktion, denn mit einer gesunderen Lebensweise lässt sich oft ein DMT2 schon recht gut behandeln (ebd.).

Die Patientin sollte versuchen die Kohlenhydratmenge pro Mahlzeit geringzuhalten, denn Kohlenhydrate oder mit Zucker gesüßte Getränke führen zu einem raschen Anstieg des Blutzuckerspiegels (Bundeszentrale für Ernährung [BZfE], 2022). Bei Typ 2 Diabetikern, die ohne Insulin therapiert werden, sind alle Vollkostformen geeignet, aber Kohlenhydrathaltige Lebensmittel sollten eine geringe Plasmaglucose erhöhende Wirkung haben. Ein Ausschluss von Zucker aus der Kost ist nicht notwendig (Hauner et al., 2019, S.393).

3.3 Das Ernährungsverhalten und die Retrospektive Methode

Das Ernährungsverhalten eines Patienten zu ermitteln ist sehr komplex da es sich aus zwei Verhaltensebenen zusammen setzt dem offenen und verdeckten verhalten. Das offene Verhalten setzt sich zusammen aus der Lebensmittelauswahl sowie der Mahlzeitenhäufigkeit. Das verdeckte Verhalten ist dagegen viel komplexer und ist nicht direkt beobachtbar oder zu Protokolieren (Groeneveld, 2019). Hierzu gehören psychische Determinanten, die dieses Verhalten auslösen wie Emotionen, Motive oder auch Wissen und Verstehen sie steuern dieses Verhalten (ebd.).

Die Gesellschaftlichen Werte und Normen haben einen so großen Einfluss auf das Ernährungsverhalten des Menschen, dass z.b. die Nahrungsauswahl durch Traditionen, Kultur oder auch durch Bräuche beeinflusst wird (Straßburg, 2010, S.322). Denn unsere Esskultur wird dadurch beeinflusst, in welcher Gesellschaft wir Leben bzw. in welche wir hineingeboren werden. Die Religion, Geografie oder auch die sozioökonomischen Faktoren beeinflussen ebenfalls unser Ernährungsverhalten (Barakat & Sat, 2020, S. 705). Migranten, die in eine Gesellschaft einwandern haben deshalb häufig eine andere Ernährungsweise bzw. Werte und Normen als die einheimische Bevölkerung, in die sie eingewandert sind (ebd.).

Aufgrund dessen das die Patientin zur Kaste der Brahmanen gehört und ein sehr Traditionelles leben führt sowie der vegetarischen Ernährung folgt ist zu klären, wie sich ihr Essverhalten zusammensetzt. Um einen ersten Einblick zubekommen, schlägt die Ernährungsfachkraft vor zusammen mit der Patientin einen 24-Stunden- Recall also ein Tagesprotokoll der letzten 24 Stunden auszufüllen (Anhang 2: Muster 24-h-Recall). Dabei erhält die Ernährungsfachkraft einen ersten Eindruck und kann direkt ein erstes Feedback sowie Anmerkungen an die Patientin übermitteln (Müller, 2021). Der 24- h- Recall ist eine Retrospektive Methode und zählt zu den direkten Ernährungserhebungsmethoden (Straßburg, 2010, S.423). Um einen noch besseren Einblick zubekommen und Fragen zu beantworten wie z.B.

- Wie ernährt sich die Patientin während ihrer Arbeit, wenn nicht traditionell von der Schwiegermutter gekocht wird?
- Wie hat sich ihr Ernährungsverhalten geändert, seitdem sie in Deutschland lebt?

Damit diese Fragen Professionell beantwortet werden können werden Verzehrsprotokolle bzw. Wiegeprotokolle über die Dauer von einer Woche angelegt (ebd. S.427). Hier werden die Mahlzeiten sowie verzehrten Lebensmittel aufgeführt und dokumentiert zusätzlich zu dem Verzehrsprotokoll ist das Wiegen der verzehrten Lebensmittel wichtig, um eine bessere Einschätzung zu erhalten (ebd.).

4 Das Verzehrsprotokoll als Primäre Ernährungserhebungsmethode

Nachdem das 24 Stunden Protokoll zusammen mit der Patientin ausgewertet und besprochen wurde und die Ernährungsfachkraft einen ersten Einblick in die Ernährungsweise der Patientin erhalten hat erklärt die Ernährungsfachkraft wie das Verzehrsprotokoll bzw. Wiegeprotokoll funktioniert und abläuft.

Das Verzehrsprotokoll ist eine Prospektive Methode und zählt zu den direkten Ernährungserhebungsmethoden. Der Lebensmittelverzehr wird über einen begrenzten Zeitraum ermittelt und dokumentiert von mindestens 1 bis maximal 7 Tagen (Straßburg, 2010, S.427). Das Wiegeprotokoll gilt als „Goldstandart" bei der Ernährungserhebung und bietet die besten Informationen in dem Fall der Patientin zu liefern (ebd.). Im Anhang 3 befindet sich ein Beispiel Verzehrsprotokoll, wodurch man einen guten Einblick bekommt. Das Protokollieren der Lebensmittel ist sehr aufwendig und nimmt viel Zeit in Anspruch. Deshalb sollte es maximal 7 Tage sein da ansonsten die Genauigkeit der Angaben abnimmt (ebd.).

Bei der Patientin werden 4 Wochentage und ein Wochenendtag festgelegt an dem Protokolliert wird, also insgesamt 5 Tage.

Wiegeprotokolle gelten als Kosten bzw. Zeitintensive Erhebungsmethoden eine besonders gute und ausführliche Einweisung der Patientin ist daher von großer Bedeutung, weil so die Qualität der Erhebung beeinflusst werden kann (ebd.). Vorteile von Verzehrsprotokollen bzw. Wiegeprotokollen im Gegensatz zum 24- h- Recall ist es das sie unabhängig vom Erinnerungsvermögen der Patientin sind. Zudem bieten sie eine sehr genaue Erfassung der Menge und der verzehrten Lebensmittel (ebd.). Damit das Wiegen auch ohne Probleme und mit gleichbleibender Qualität funktioniert wird der Patientin eine Waage durch die Ernährungsfachkraft übergeben (ebd., S.428). Denn nicht nur die verzehrten Lebensmittel sollen vor dem Verzehr bzw. vor dem Zubereiten gewogen werden, sondern auch die nicht verzehrten Reste diese werden anschließend wieder zurückgewogen (ebd.). Der Patientin wird erklärt, wie detailliert die Beschreibung der Lebensmittel im Wiegeprotokoll auszusehen hat. Angaben wie z.B. die Sorte, Fettgehaltsstufe, die Zubereitung und Conveniencegrad sind für eine qualitativ hochwertige Beratung essenziell (ebd.).

5 Ernährungsempfehlung für die Patientin mit Berücksichtigung der Tradition und Kultur

Für das Diabetesmanagement sowie die Verhinderung von Folgeerkrankungen des DMT2 ist eine Vollwertige Ernährung die beste Wahl dabei kann sich das Ernährungsmuster bspw. an eine mediterrane, vegetarische oder auch an eine vegane Ernährung richten (Skurk et al., 2022, S.455-456). Die Patientin ernährt sich Traditionell vegetarisch aufgrund ihrer Angehörigkeit zur Kaste der Brahmanen was mit der Lacto-vegetarischen[1] Ernährung zu vergleichen ist. Diese Ernährung kann und sollte auch weiterhin fortgeführt und beibehalten werden. Gemeinsam mit der Patientin zeigt die Ernährungsfachkraft mit welchen kleinen Modifikationen sie schon größtmögliche Erfolge erzielen kann.

---

[1] Lacto- Vegetarier= Pflanzliche Lebensmittel, Milch und Milchprodukte (gemieden werden Fleisch und Fisch sowie Eier und die daraus gewonnen Produkte (Richter et al., 2016, S.93)

Abbildung 2: Ernährungsempfehlungen für die Patientin

Tausche	Gegen
Gesüßter Tee oder Kaffee	Ungesüßter Tee, Kaffee oder Wasser
Chapati (Fladenbrote aus Weizen) Butter- Naan (Butter- Teigfladen)	Chapati aus Vollkornmehl Naan aus Vollkornmehl
Zuckerreiches Obst wie Bananen oder Trauben	Ersetzten durch zuckerarmes Obst wie Kiwi oder Beeren
Weißer Reis	Brauner oder Wild Reis
Fruchtjoghurt, -quark	Fettarmer Naturjoghurt, Quark mit Obst
Große Portion Kartoffeln, Nudeln	Kleine Portion Kartoffeln, Vollkornnudeln

Quelle: Eigene Darstellung in Anlehnung an BZfE, 2022, Essen und Trinken bei Diabetes Typ 2

Weil in Indien Reis traditionell auf dem Speiseplan steht und er wahrscheinlich auch viel bei der Patientin gegessen wird, wäre es schade diesen aus ihrem Speiseplan zu streichen. Jedoch besitzt weißer Reis einen hohen Glykämischen Index (GI) der den Blutzuckerspiegel schnell erhöht (Deutsches Ärzteblatt, 2012). Aus diesem Grund wird der Patientin empfohlen bewusst kleinere Mengen zu sich zu nehmen und möglichst auf braunen oder Wildreis umzusteigen. Zudem wird ihr geraten generell Produkte zu meiden, die aus Weizenmehl bestehen, da sie ebenfalls einen hohen GI besitzen oder falls es traditionell aufgrund von Festen oder Ritualen nicht möglich ist, nur ganz geringen Mengen zu konsumieren. Der Wechsel von Weizenmehl auf Vollkornmehl oder Dinkelmehl beim Naan oder Chapati wäre eine gute alternative, um den Blutzuckerspiegel der Patientin niedrig zu halten. Der hohe Verzehr von Gemüse, Kichererbsen, Linsen, Gewürzen, Nüssen und anderen traditionellen indischen Lebensmitteln sollte beibehalten werden.

Der Ernährungsfachkraft ist es wichtig das die Patientin ihre gesamte Familie mit einbezieht vor allem ihre Schwiegermutter da sie für das Traditionelle Kochen der Familie zuständig ist und dann eventuelle Anpassungen bei der Zubereitung treffen kann. Ebenso legt die Ernährungsfachkraft der Patientin ans Herz ihre Erkrankung ernst zu nehmen und die bis jetzt besprochenen Modifikationen möglichst umfassend in ihren Alltag zu integrieren. Ergänzend zur Ernährungsumstellung gehört ebenfalls sich mehr Körperlich zu Bewegen z.B. mit ihrem Ehemann abends noch einen Spaziergang zu machen oder sich eventuell eine Sportliche Aktivität zu suchen wie z.B. Schwimmen. Ebenso wird mit der Patientin ein Folgetermin ausgemacht. Dieser wird so gelegt das die Patientin ihn bestmöglich wahrnehmen und in ihren Alltag integrieren kann.

Das Verzehrsprotokoll sollte sauber und ordentlich geführt werden damit eine gute Auswertung möglich ist. Beim Auswerten des Verzehrs- bzw. Wiegeprotokoll bekommt die Ernährungsfachkraft einen besonders guten Einblick und kann zusammen mit der Patientin eventuelle Anpassungen bezüglich der Ernährung und Lebensmittel treffen. Zusätzlich wird beim Folgetermin besprochen, wie die Umsetzung der besprochenen Modifikationen funktioniert hat und wie ihre Familie besonders ihre Schwiegermutter ihr beim Zubereiten der Mahlzeiten entgegengekommen ist.

5.1 Empfehlungen an die Familienmitglieder

Die Ernährungsfachkraft empfiehlt der Patientin ihre Schwiegermutter zum Folgetermin mitzubringen damit diese einen besseren Einblick bekommt. Da die Schwiegermutter den größten Einfluss auf die Patientin hat in Bezug auf ihr Ernährungsweise und dem DMT2. Die Ernährungsfachkraft würde der Schwiegermutter Tipps und Ausweichmöglichkeiten für eine gute Umsetzung in Bezug auf Lebensmittelverarbeitung für die Zubereitung der Traditionellen Speisen geben. Damit den Familiären Mahlzeiten und Gewohnheiten der Familie nichts im Weg steht.

Ihrer Tochter empfiehlt die Ernährungsfachkraft als aller erstes einen Termin beim ihrem Hausarzt zumachen, um einen Bluttest und die allgemeine Situation zu klären. Da die Tochter sich häufig über Müdigkeit und Lustlosigkeit beklagt und sich streng vegan ernährt könnten hier wohlmöglich Mängel oder Unterversorgungen vorliegen. Spezifische antworten über mögliche Erkrankungen oder mögliche Unverträglichkeiten sind ohne eine Voruntersuchung durch den Hausarzt nicht möglich aber dennoch liegen bei einer veganen Ernährung eine Menge an kritischen Nährstoffen vor wie z.B. Calcium, Omega-3- Fettsäuren, Eisen, Jod, Zink, Selen und besonders Vitamin B12 (Verbraucherzentrale.de, 2021). Denn ein Nährstoffmangel bzw. Nährstoffunterversorgung wird umso größer, desto größer die Lebensmittelauswahl eingeschränkt wird (Richter et al., 2016, S.93). Da sich die Tochter der Patientin in einer sensiblen Lebensphase befindet ihrem Wachstum, kann sich eine dauerhafte Nährstoffunterversorgung nachteilig auf die Gesundheit auswirken (ebd., S.95). Falls die vorliegenden Symptome in Verbindung mit der Ernährung zu tun haben würde die Ernährungsfachkraft ein beratenes Gespräch mit der Tochter und der Patientin in Erwägung ziehen und führen bezüglich Richtige Ernährung in Bezug auf Vegane Ernährung, Lebensmittelauwahl und Supplementation von kritischen Nährstoffen.

Die Patientin sorgt sich zusätzlich noch um ihren Sohn, der nicht mehr der traditionellen vegetarischen Ernährungsweise folgen, möchte. Auf Grund der Tatsache, dass sich der Sohn für Bodybuilding interessiert und er durch das Schauen von entsprechenden YouTube Kanälen, die er abonniert hat, dazu angeregt wird sich entsprechend anders zu ernähren. Die Ernährungsfachkraft rät der Patientin erstmal ein klärendes Gespräch zuhause zu suchen und sich mit dem neuen Hobby oder auch der neuen Lebensweise ihres Sohnes auseinander zusetzten. Denn in diesem Fall liegt wohl eher ein Familiärer Konflikt, vor den es zu klären gibt. Denn gegen eine ausgewogene Mischkost und gutes tierisches Protein für den Muskelaufbau hat die Ernährungsfachkraft nichts auszusetzten.

6 Fazit

Das Ziel dieser Arbeit war es, herauszuarbeiten inwieweit kulturelle, soziale und emotionalen Einflüsse sich auf die Ernährungsberatung auswirken, wenn Patienten einen Migrationshintergrund haben. Es ist sehr deutlich geworden, dass abgesehen von einer gründlichen Anamnese des Krankheitsbildes und der allgemeinen Essgewohnheiten auch das kulturell bedingte Essverhalten eine wichtige Grundlage für die Beratung ist. So ist es deutlich geworden, dass das Essverhalten der Patientin sehr stark durch ihre Herkunft, ihre Religion und ihre Tradition geprägt ist. Eine Anpassung an gesundheitlich geforderte Verhaltensänderungen bzgl. des Essens kann wiederum zu mehr Stress und emotionale Belastung führen und Unruhe in ihrem sozialen Umfeld führen. Grundsätzlich bedeutet dies für den Berater, dass die Ernährungsberatung mit vielen Herausforderungen verbunden ist für die Fachkraft sowie für die Patientin selbst. Bei Patienten mit Migrationshintergrund liegt meistens eine Sprach bzw. Verständigungsbarriere vor was aber durch Dolmetscher oder auch Familienmitglieder, die der deutschen Sprache mächtig sind, bewältigt werden kann. Ebenso ist es sehr wichtig als Ernährungsfachkraft ein empathisches und offenes auftreten zu besitzen, auch im Hinblick auf andere Kulturen und Religionen sowie die einzelnen sozialen Strukturen mit dem nötigen Feingefühl zu betrachten.

Es stellte sich heraus das die sozialen Strukturen in der Familie sehr traditionell und die Religiösen und Kulturellen Ausrichtungen immer noch einen hohen Stellenwert bei der Ernährung der Familie haben. Durch kleine Modifikationen bei der Ernährung sowie durch mehr Bewegung lässt sich der DMT2 der Patientin mit Sicherheit gut in den Griff kriegen und behandeln. Ein wichtiger Punkt bei der Behandlung der Patientin ist es ihrer Schwiegermutter mit einzubeziehen da sie einen großen Einfluss auf die Ernährungsweise der Patientin hat. Denn wenn die Schwiegermutter versteht welche Diagnose bei der Patientin vorliegt und wie wichtig es ist auf die Ernährungsweise zu achten wird einer adäquaten und für die Patientin Stressfreie Behandlung möglich sein. Falls die Patientin den Empfehlungen der Ernährungsfachkraft nachgeht und diese umsetzt, kann und wird die Behandlung positiv in Bezug auf den DMT2 verlaufen sowie dem traditionellen Leben der Familie nichts im Weg stehen.

III. Anhangsverzeichnis

Anhang 1: Beispiel Fragebogen

Fragebogen für eine Ernährungsanamnese

Datum   **Name**

Körpergewicht: Hat sich Ihr Körpergewicht in der letzten Zeit verändert?   Ja ☐   Nein ☐

Wenn Ja, wie hat sich Ihr Körpergewicht verändert? _____
_____

_____

Ernährungsweise: Welche Lebensmittel werden regelmäßig verzehrt? _____
_____

Wie viele Mahlzeiten werden pro Tag aufgenommen? _____

Wird selbst gekocht? Ja ☐   Nein ☐

Wie ist Ihre Ernährungsweise? Mischkost ☐   Vegan ☐   Vegetarisch ☐

Krankheiten: Werden bestimmte Lebensmittel nicht vertragen? _____

Liegen Erkrankungen des Magen- Darm- Traktes vor? _____
_____

Liegen Erkrankungen vor, wenn ja welche? _____

Müssen Medikamente eingenommen werden? _____

Psychosoziale Faktoren: Welchen Stellenwert hat die Ernährung bei Ihnen?   1-10 wobei 1 (niedrig) und 10 (hoch) ist.
_____

Ändert sich bei Stress die verzehrte Menge an Lebensmitteln?   Ja ☐   Nein ☐

Quelle: Eigene Darstellung in Anlehnung an Föller & Stangl, 2020, S.118

Anhang 2: Muster 24-h- Recall

24-h- Recall

| Datum | | Name | |

Was haben Sie gestern gegessen und getrunken? Bitte notieren Sie alle Lebensmittel und Getränke, die Sie zum Frühstück, zwischendurch, mittags und abends verzehrt haben.

Frühstück	Uhrzeit	Lebensmittel/ Getränke	Anmerkungen/ Verbesserungen

Mittagessen			

Abendessen			

Sonstige Mahlzeiten			

Quelle: Eigene Darstellung (geändert aus) in Anlehnung an Müller, C. (2021). Ernährungstherapie bei Diabetes mellitus Typ 2

Anhang 3: Muster eines Beispiel Verzehrprotokolls

Uhrzeit	verzehrtes Lebensmittel	verzehrsübliche Menge Schätzprotokoll	exakte Mengen/ Volumina Wiegeprotokoll	nicht verzehrt	fakultative Angaben	
					Ort	Beschwerden
7:15	Kaffee (schwarz)	2 Tassen	400 ml		zu Hause	keine
	Brötchen	2 Stück	80 g			
	Marmelade	2 Esslöffel	30 g			
	Ei	1 Stück	60 g			
	Orangensaft	1 Glas	200 ml			
10:30	Apfel	1 Stück	150 g	25 g	Büro	keine
12:30	Milchreis	1 Portion	300 g		Kantine	keine
	Sauerkirschen	1 Schälchen	200 g			
13:30						Bauch-schmerzen Blähungen Völlegefühl
15:00	Vollkorn-haferkekse	5 Stück	100 g		Büro	keine
19:00	Rindersteak	1 Scheibe	200 g		zu Hause	keine
	Brokkoligemüse	1 Portion	150 g			
	Pellkartoffeln	4 mittelgroße	350 g	35 g		
21:00	Joghurt	1 kl. Becher	150 g		zu Hause	keine
22:00						leichte Bauch-schmerzen

Quelle: übernommen aus Föller & Stangl, 2020, S.121

V. Literaturverzeichnis

Barakat, A. & Sat, S. (2020). Ernährung und Migration. Der Diabetologe. Volume 16 Issue 8. S.705-715.
DOI: https://doi.org/10.1007/s11428-020-00681-0

Behm, L. (2015). Kultur und Essgewohnheiten. isee newmedia GmbH.
https://gesundheitsberatung.com/ernaehrung/wissenswertes/kultur-und-essgewohnheiten/

Brombach, C. (2011). EU 06/11: Soziale Dimensionen des Ernährungsverhalten. Ernährungs-Umschau.
DOI: 10.4455/eu.2011.970

Bundeszentrum für Ernährung (BZfE), (2022). Essen und Trinken bei Diabetes Typ 2: Die Blutzuckerwerte ins Lot bringen. Bundesanstalt für Landwirtschaft und Ernährung (BLE).
https://www.bzfe.de/ernaehrung/ernaehrungswissen/gesundheit/essen-und-trinken-bei-diabetes-typ-2/

Deutsche Diabetes- Hilfe- Menschen mit Diabetes (DDH-M) e.V. (Hrsg.) (2019a). Migration und Diabetes: Menschen aus verschiedenen Kultur- und Sprachräumen mit Diabetes in Deutschland.
https://menschen-mit-diabetes.de/ratgeber/andere-kulturen-diabetes

Deutsche Diabetes- Hilfe- Menschen mit Diabetes (DDH-M) e.V. (Hrsg.) (2019b). Typ 2- Diabetes: Diabetes mellitus Typ 2.
https://menschen-mit-diabetes.de/ratgeber/typ-2-diabetes

Deutsches Ärzteblatt (2012). Reis erhöht Risiko für Diabetes mellitus Typ 2. Bundesärztekammer (Arbeitsgemeinschaft der deutschen Ärztekammer) und Kassenärztliche Bundesvereinigung (Hrsg.), Das Deutsche Ärzteblatt.
https://www.aerzteblatt.de/nachrichten/49549/Reis-erhoeht-Risiko-fuer-Diabetes-mellitus-Typ-2

Föller, M. & Stangl, G.I. (2020). Ernährung- Physiologische und Praktische Grundlagen. Springer Spektrum Berlin, Heidelberg.
DOI: https://doi-org.pxz.iubh.de:8443/10.1007/978-3-662-61667-3

Groeneveld, M. (2015). Die drei Phasen der Beratung: Ein Leitfaden für den Beratungsprozess. Bundesanstalt für Landwirtschaft und Ernährung (BLE).
https://www.bzfe.de/die-drei-phasen-der-beratung/

Groeneveld, M. (2019). Ernährungsanamnese als Basis der Beratung: Das eigene Ernährungsverhalten reflektieren. Bundesanstalt für Landwirtschaft und Ernährung (BLE). https://www.bzfe.de/ernaehrungsanamnese-als-basis-der-beratung/

Hauner, H., Beyer-Reiners, E., Bischoff, G., Breidenassel, C., Ferschke, M., Gebhardt, A., Holzapfel, C., Lambeck, A., Meteling- Eeken, M., Paul, C., Rubin, D., Schütz, T., Volker, D., Wechsler, J., Wolfram, G. & Adam, O. (2019). Leitfaden Ernährungstherapie in Klinik und Praxis (LEKuP). Aktuelle Ernährungsmedizin, 44(06). DOI: 10.1055/a-1030-5207

Heidenhof, F. (2014). Essen für eine Milliarde Menschen: Indien. Ernährung im Fokus 11/14. https://www.bzfe.de/fileadmin/resources/import/pdf/eif_2015_os_essen_indien.pdf

Institut für Qualität und Wirtschaftlichkeit im Gesundheitswesen (IQWIG) (Hrsg.) (2021). Ernährungsberatung und Ernährungstherapie. https://www.gesundheitsinformation.de/ernaehrungsberatung-und-ernaehrungstherapie.html

Internist in Bonn- Gemeinschaftspraxis Fachärzte für innere Medizin (2023). Ablauf der Ernährungsberatung. https://www.internist-in-bonn.de/ern%C3%A4hrungsberatung/f%C3%BCr-patienten/

Josten, B. (2020). Esskultur- von unterschiedlichen Ernährungstypen bis hin zu typisch deutschen Speisen. Paradisi.de. https://www.paradisi.de/kultur/esskultur/

Kellers, R. (2008). Regeln und Rituale des Hinduismus. Wdr.de. https://www1.wdr.de/dossiers/religion/hinduismus/rituale100.html

Macht, M. (2005). Essen und Emotion. Ernährungs- Umschau. Volume 52 Issue 8, S.304-308. https://www.ernaehrungs-umschau.de/fileadmin/Ernaehrungs-Umschau/pdfs/pdf_2005/08_2005/EU08_304_308.pdf

Mannchen, F. (2021). Das offizielle inoffizielle Gesellschaftssystem: indische Kasten. Nehemia team e.V. https://nehemia-team.org/de/indien/das-offiziell-inoffizielle-gesellschaftssystem-indische-kasten/

Martin, M. (2017). Ernährungsberatung von Patienten der Migrationsbevölkerung. Schweizer Zeitschrift für Ernährungsmedizin 03/2017.
https://www.rosenfluh.ch/32628

Mayer, D. (n.d.). Hinduismus und Vegetarismus. Swissveg.
https://www.swissveg.ch/hinduismus?language=de

Michael, A. & Baumann M.M. (2016). Indien verstehen: Thesen, Reflexionen und Annäherungen an Religion, Gesellschaft und Politik. Springer Fachmedien Wiesbaden.
DOI: https://doi.org/10.1007/978-3-658-08908-5

Müller, C. (2021). Ernährungstherapie bei Diabetes mellitus Typ 2: Erfolgreich und praxisnah beraten. Bundesanstalt für Landwirtschaft und Ernährung.
https://www.bzfe.de/ernaehrung/ernaehrungsberatung/beratungspraxis/ernaehrungstherapie-bei-diabetes-mellitus-typ-2

Richter, M., Boeing, H., Grünewald- Funk, D., Heseker, H., Kroke, A., Leschik- Bonnet, E., Oberitter, H., Strohm, D. & Watzl, B. (2016). Vegane Ernährung: Position der Deutschen Gesellschaft für Ernährung e.V. (DGE). Ernährungs- Umschau 63(04), S.92-102.
DOI: 10.4455/eu.2016.021

Rios, A. (2020). Das Kastensystem in Indien. Planet- wissen.de.
https://www.planet-wissen.de/kultur/asien/indien/pwiekasteundkastensysteminindien100.html

Rösel, J. (2010). Suedasien.info: indische Speiserituale und die Speise des Herrn der Welt (I). Südasien- Informationsnetz e.V.
http://www.suedasien.info/analysen/2794

Statistisches Bundesamt (Destatis) (2023). Gesellschaft und Umwelt: Bevölkerung, Migration und Integration.
https://www.destatis.de/DE/Themen/Gesellschaft-Umwelt/Bevoelkerung/Migration-Integration/_inhalt.html

Straßburg, A. (2010). Ernährungserhebungen: Methoden und Instrumente. EU 08/10 Ernährungsumschau, S.422-430.
https://www.ernaehrungs-umschau.de/fileadmin/Ernaehrungs-Umschau/pdfs/pdf_2010/08_10/EU08_2010_422_430.qxd.pdf

Skoda, U. (2014). Bpb.de- Indien- Größte Demokratie der Welt- Das Kastenwesen. Bundeszentrale für politische Bildung.
https://www.bpb.de/themen/asien/indien/44414/kaste-und-kastensystem-in-indien/

Skurk, T., Bosy- Westphal, A., Grünerbel, A., Kabisch, S., Keuthage, W., Kronsbein, P., Müssig, K., Pfeiffer, A.F.H., Simon, M.-C., Tombek, A., Weber, K.S. & Rubin, D. (2022). Empfehlungen zur Ernährung von Personen mit Diabetes mellitus Typ 2. Die Diabetologie, 18(4), 449-481.
DOI: https://doi.org/10.1007/s11428-022-00908-2

Verbraucherzentrale Bundesverband (2021). Vegane Ernährung- welche Nahrungsergänzung ist sinnvoll?
https://www.verbraucherzentrale.de/wissen/projekt-klartext-nem/vegane-ernaehrung-welche-nahrungsergaenzung-ist-sinnvoll-13323

Vetter, C. (2000). Ernährung und Psyche- Essen: ein Wechselspiel zwischen Kopf und Bauch. Deutscher Ärzteverlag GmbH, Redaktion Deutsches Ärzteblatt.
https://www.aerzteblatt.de/archiv/24783/Ernaehrung-und-Psyche-Essen-Ein-Wechselspiel-zwischen-Kopf-und-Bauch

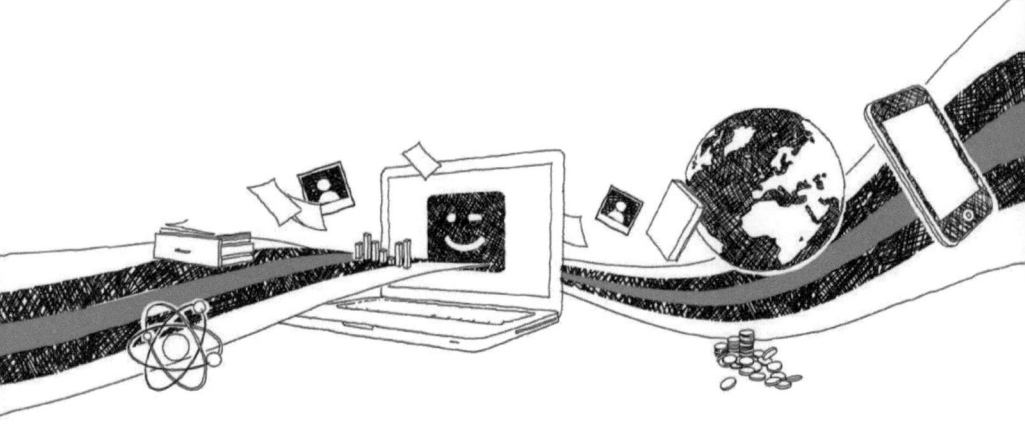
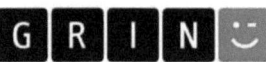